DÉCOUVERTE

D'UN

TRAITEMENT DES NÉVRALGIES.

PAR

LE DOCTEUR H. DESTERNE,

Ancien interne des hôpitaux de Paris.

PARIS,

TYPOGRAPHIE ET LITHOGRAPHIE FÉLIX MALTESTE ET Cⁱᵉ,

Rue des Deux-Portes-Saint-Sauveur, 22.

—

1851

DÉCOUVERTE

D'UN

TRAITEMENT DES NÉVRALGIES.

PAR

LE DOCTEUR H. DESTERNE,

Ancien interne des hôpitaux de Paris.

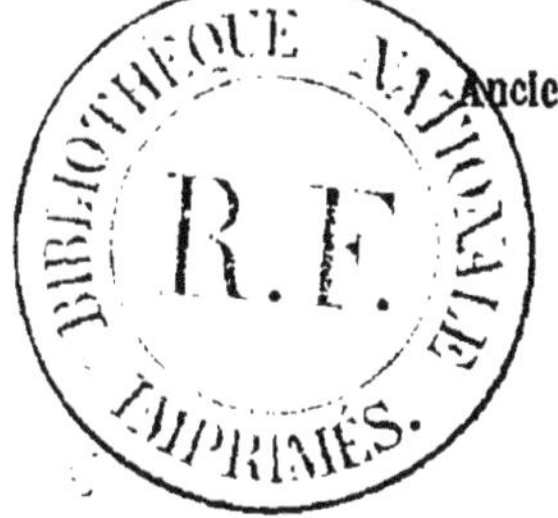

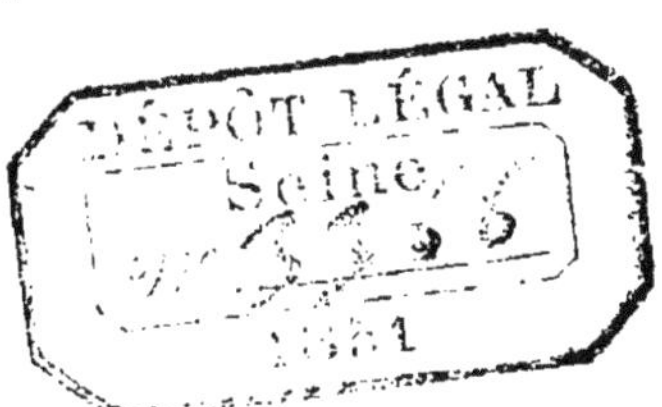

PARIS,

TYPOGRAPHIE ET LITHOGRAPHIE FÉLIX MALTESTE ET Cᵉ,
Rue des Deux-Portes-Saint-Sauveur, 22.

—

1851

DÉCOUVERTE

D'UN TRAITEMENT DES NÉVRALGIES DE LA TÊTE.

Voici qui va faire pâlir l'astre, un peu obscurci d'ailleurs, de la cautérisation de l'oreille contre la sciatique. Il est bien entendu que nous ne voulons être, jusqu'à plus ample informé, que le simple messager de cette nouvelle et singulière découverte.

Un honorable médecin de Paris, ancien interne distingué des hôpitaux, nous adresse la lettre suivante, que nous nous empressons de publier :

A M. le docteur Amédée LATOUR, *rédacteur en chef de* L'UNION MÉDICALE.

Monsieur le rédacteur,

Permettez-moi de prendre date, dans votre estimable journal, d'une découverte qui intéressera, je l'espère, tous vos lecteurs. — Par suite de recherches sur le mode de guérison des névralgies sciatiques par la cautérisation de l'hélix, j'ai trouvé le moyen de guérir instantanément toutes les névralgies de la tête, quelle que fût leur origine, et cela sans cautérisation, sans division du tissu, sans aucune altération de l'épiderme, sans médicament, sans même explorer du doigt les parties douloureuses.

Croyez, Monsieur le rédacteur, que je n'exagère rien, les maux de dents les plus affreux résultant de la carie la plus avancée cèdent aussi facilement que l'hémicranie la plus complexe.

Je me réserve de spécifier plus tard, les cas rares dans lesquels je n'ai pas obtenu de succès durable et les précautions à prendre pour y remédier ; mais je puis dire aujourd'hui que depuis le 22 décembre 1850, date de ma découverte, le plus grand nombre des expériences que j'ai faites, soit publiquement à l'hospice des Incurables, où j'étais encore interne, soit depuis le 1er janvier 1851 dans ma pratique de ville, m'ont le plus souvent donné des résultats satisfaisans.

L'opération que je pratique est des plus simples, c'est le cathétérisme du tympan par une pointe mousse délicatement dirigée.

Si vous agréez cette première communication, qui, je le répète, n'a d'autre but que de prendre date, j'aurai l'honneur de vous adresser prochainement un travail plus étendu sur tout ce qui peut intéresser le médecin-praticien dans cette question.

Agréez, etc.

D' H. DESTERNE.

21 Février 1851.

Nous comptons sur la promesse de notre honoré correspondant ; la découverte qu'il signale est trop importante pour qu'il la laisse à l'état d'indication et d'assertion ; dans l'intérêt même de cette découverte, il importe que son auteur en expose avec détails tous les élémens, afin que tous les praticiens puissent au plus tôt en vérifier ou en contester la réalité.

(Extrait de l'*Union Médicale* du 22 Février 1851.)

DES EFFETS

DU

CATHÉTÉRISME DU TYMPAN

DANS LES NÉVRALGIES.

On ne saurait imaginer toutes les inimitiés que la lettre qui annonçait ma découverte m'a suscitées de la part de certains confrères. La *Presse*, et plusieurs journaux après elle, avaient parlé en termes très bienveillans, mais sans exagération, des résultats que j'avais obtenus. M. E. de Girardin, toujours prêt à propager les idées fécondes et les découvertes utiles, avait pris à mon égard une généreuse initiative. Esprit élevé, il croit au progrès d'une foi sincère, et je ne pense pas, d'ailleurs, qu'en cette circonstance, son sentiment l'ai trompé. Eh bien ! le croirait-on ! on s'est fait une arme contre moi de cette faveur ; le retentissement ainsi donné à mon nom est devenu un crime. Si j'avais fait un secret de ma découverte, dans un intérêt de fortune, j'aurais paru suspect ; je l'abandonne au contraire à l'appréciation de tous les praticiens, je me dépossède sans restriction, sans arrière pensée du fruit de mes recherches, et je me crée des ennemis..... Si ma conduite ne leur a fait naître que de l'envie, je les plains, car toute ma vie je me ferai un plaisir de les désespérer.

J'ai hâte d'entrer en matière. Je dirai franchement, que c'est sans théorie préconçue que je suis arrivé à pratiquer le cathétérisme du tympan dans les névralgies. Une seule opinion m'a guidé dans ma première tentative; un seul désir me l'a inspirée, celui de me rendre compte de la guérison des névralgies sciatiques par la cautérisation de l'oreille, guérison que je croyais mal appréciée ou mal comprise. Il me semblait, contrairement à l'explication donnée par M. Valleix, qu'il y avait dans ce résultat autre chose qu'une influence morale et d'autres phénomènes à étudier que ceux produits par la frayeur.

Je cherchai donc les moyens d'analyse nécessaires à l'examen de cette importante question. Le hasard aidant, je crus trouver, dans les circonstances suivantes, l'occasion favorable d'expérimenter.

Le 22 décembre 1850, un enfant de 12 à 14 ans se présente à la consultation de M. Duplay, aux Incurables (hommes), pour se faire arracher une dent dont il souffre depuis plusieurs jours, cette dent n'est pas altérée, mais les douleurs qu'elle cause sont telles que ce pauvre enfant paraît être insensible à tout ce qui l'entoure. J'essaie d'abord, et à plusieurs reprises, de fixer son attention, de l'intimider même, soit en lui montrant la clé de Garengeot, et les daviers, soit en l'entretenant de l'atroce douleur qu'il va supporter. Il ne s'inquiète et ne s'émeut de rien et me supplie instamment de le délivrer de son mal. — On sait, pourtant, combien de fois il arrive que de très vives douleurs se trouvent momentanément calmées par l'appréhension d'une douleur encore plus vive. — Chez cet enfant rien de semblable. L'attention et l'imagination restent inertes, absorbées par l'intensité du mal. — On dirait, pour raisonner dans le sens de l'hypothèse très admissible d'ailleurs de l'existence d'un fluide nerveux, que cet élément de la sensibilité s'est concentré en un seul point, la partie malade.

Cette circonstance de l'influence morale ne pouvant être

invoquée dans le cas présent, j'imaginai de déterminer cette sensation désagréable que tout le monde a ressentie en se touchant le tympan avec une tête d'épingle. — Je ne croyais pas guérir, je le répète, mais je m'attendais, pour le moins, à quelque phénomène imprévu qui me mît sur la voie de l'explication que je cherchais. Quel que soit le résultat de cette opération si simple et d'un essai si peu compromettant pour ce petit malade, il ne sera certainement pas possible, me disais-je, de l'attribuer, ici, à un sentiment de crainte ou de frayeur ; peut-être pourrais-je conclure de ce fait aux effets de la cautérisation de l'hélix dans les névralgies sciatiques.

Je ne puis disconvenir que j'étais à la recherche de l'inconnu, mais il n'y avait certes, rien d'empirique dans mes projets d'expérimentation.— Il n'y a peut-être jamais eu, au contraire, de tentative mieux justifiée par les dispositions anatomiques de la région sur laquelle j'allais opérer. Et en effet les connexions si étroites et si remarquables qui existent par l'intermédiaire du marteau, entre le tympan et cette branche de la septième paire de nerfs, généralement connue sous le nom de corde du tympan, la nature mixte, c'est-à-dire sensible et motrice tout à la fois de ce petit cordon nerveux, les liaisons anastomotiques qu'il établit entre la 5e et la 7e paires, n'étaient-ce pas là autant d'élémens capables de me faire pressentir un résultat.

En physiologie, d'ailleurs, comme en pathologie, les faits se présentaient en foule à mon esprit pour légitimer mon expérimentation. Tout le monde sait, par exemple, qu'un bruit violent ou désagréable est suivi chez quelques personnes à système nerveux délicat d'une sensation d'agacement très pénible dans les dents et même, parfois, d'un frisson par tout le corps. Cette sensation, ce phénomène sympathique entre l'organe de l'ouïe et le nerf dentaire n'a d'autre point de départ qu'une violente vibration du tympan ; il m'était bien permis d'en conclure qu'en imprimant à cette membrane une succussion analogue, j'obtiendrais peut-être quelque modification dans l'intensité de la névralgie sur laquelle je voulais agir. J'essayai donc. Saisissant alors l'oreille de mon impatient malade, j'introduis doucement, dans le conduit auditif externe, l'extrémité mousse d'une sonde cannelée, de manière à toucher le tympan aussi légèrement que possible. Le but atteint, l'instrument retiré, je vois l'enfant s'étonner, puis se recueillir ; je l'interroge. Son premier mot est de me dire qu'il est guéri.

Quatre malades attendaient dans la salle de consultation pour se faire arracher des dents douloureuses ; j'expérimentai de nouveau ; et, quatre fois de suite, j'obtins le même succès. — Il y avait dans ces derniers résultats quelque chose de plus extraordinaire encore que dans le premier fait, car j'avais expérimenté sur des dents profondément affectées par la carie.

Je n'ai pas pris note de ces premières guérisons; je suppléerai à cet oubli, en citant quelques cas de névralgies dentaires guéries peu de temps après :

Observation I. — *Névralgie dentaire du côté gauche avec carie ; — guérison instantanée.*

Mlle E. M..., âgée de 16 ans, souffre, depuis cinq jours, d'une névralgie dentaire du côté gauche. Les douleurs, sans être excessivement vives, s'étendent du maxillaire inférieur, où l'on voit deux dents cariées, jusque dans la tempe du côté correspondant. Ces douleurs s'exaspèrent la nuit, au point d'avoir empêché deux fois le sommeil.

J'introduis dans le conduit auditif externe, du côté correspondant au siége de la douleur, l'extrémité d'un stylet boutonné, de manière à toucher le tympan, et Mlle M... dit ne plus souffrir ni dans la tempe, ni dans le maxillaire inférieur (24 décembre 1850).

Le 27 décembre, trois jours après, on m'avertit que la guérison s'est maintenue.

Observation II. — *Névralgie dentaire causée par l'éruption d'une dent.*

Mlle L. C... Cette petite fille, âgée de dix ans et demi, souffre, depuis huit jours, dans la mâchoire inférieure du côté droit, où la gencive est tendue et gonflée par l'éruption d'une grosse molaire. La nuit, la douleur est assez forte pour empêcher le sommeil.

Opérée le 24 décembre 1850, et instantanément guérie des douleurs qu'elle éprouvait.

Je serai sobre de ces sortes d'observations; les maux de dents se présentent assez souvent dans la pratique, et il est trop facile d'expérimenter pour que chacun ne puisse être fixé sur la réalité de ces guérisons. Du reste, le premier cas que j'ai cité a été opéré en présence d'un honorable médecin des hôpitaux de Paris, M. Duplay, qui s'est assuré par lui-même de la carie des dents douloureuses.

Le second fait me semble plus intéressant, en ce sens que la douleur était causée par l'éruption d'une dent nouvelle, et que la gencive était tendue et gonflée. J'ai vu très rarement, en pareil cas, les souffrances disparaître complètement; on dirait que l'état inflammatoire comporte nécessairement avec lui un certain degré de douleur qu'il est impossible de dissiper, et qui persiste tant que le mouvement fluxionnaire persiste lui-même. Néanmoins, le toucher du tympan produit une amélioration que tous les malades ont constatée. — Il serait important de savoir si cette amélioration se maintient.

OBSERVATION III. — *Névralgie dentaire avec fluxion de la gencive;*
— soulagement marqué.

Mme D..., âgée de 23 ans, se plaint, depuis trois jours, d'un mal de dents excessivement douloureux au niveau de la troisième molaire du côté gauche, à la mâchoire supérieure. La dent est gâtée. Il y a, en même temps, une légère fluxion de la gencive. La malade a passé la nuit sans sommeil; et, au moment où on l'interroge, elle dit souffrir beaucoup.

Je pratique le cathétérisme du tympan, et, immédiatement après l'opération, la douleur a tellement diminué, que Mme D... se croit guérie.

— Le cathétérisme du tympan n'est donc pas moins utile dans les cas qui se compliquent d'inflammation des parties qui environnent la dent malade, que si la dent est simplement attaquée par la carie. La douleur doit appeler le mouvement inflammatoire ou en augmenter l'intensité, de même que l'engorgement des vaisseaux capillaires appelle la douleur : agir sur ce dernier élément, c'est évidemment seconder la résolution des parties enflammées.

Je passe à une seconde série de faits sur l'application du cathétérisme du tympan dans les névralgies faciales.

Je crois inutile d'insister pour faire comprendre que la guérison des névralgies dentaires, par la succussion artificielle du tympan, une fois découverte, toutes les expériences qui l'ont suivie n'en étaient que la conséquence.

OBSERVATION IV. — *Névralgie de la tête, datant de six mois et demi ; — guérison instantanée.*

Mlle Lor..., âgée de 17 ans, née à Verdun, aujourd'hui domiciliée à Paris, chez ses parens, où elle exerce l'état de couturière.

Tempérament lymphatique ; constitution délicate ; peau fine et blanche ; cheveux blonds ; règles bien ordonnées, malgré quelques symptômes de chlorose. En 1847, cette demoiselle a été prise, à Metz, d'une fièvre intermittente quotidienne qui a duré deux mois entiers (mai et juin). Depuis, chaque année, vers la même époque, les accès se fièvre se reproduisent et persistent le même temps. L'apparition des premiers accès a été suivie d'un érysipèle de la face.

En 1850, Mlle Lor... vint habiter Paris avec sa famille, et depuis, les accès de fièvre n'ont pas reparu ; mais en juillet 1850 survient, sans cause bien appréciable, un érysipèle de la face qui détermine la chute des cheveux. C'est à la suite de cet érysipèle que les premières douleurs névralgiques apparaissent.

Elles occupent d'abord les pariétaux des deux côtés, le front, les deux oreilles et la mâchoire supérieure gauche, variant à certains jours dans leur intensité, se maintenant, pendant deux ou trois jours, excessivement pénibles, puis cédant le même espace de temps pour se reproduire avec le même degré de violence. Ces accès s'annoncent et se terminent sans que la malade éprouve de sentiment de chaleur ou de froid. Ils débutent souvent dans un mouvement de mastication, au niveau de la deuxième petite molaire du maxillaire supérieur du côté gauche. Cette dent est creusée par la carie ; on logerait une tête d'épingle dans la cavité qu'elle y a produite. Au reste, un temps humide et froid, un simple courant d'air, suffisent pour provoquer ces douleurs et pour les rendre encore plus aiguës. Dans les momens de leur plus grande intensité, Mlle Lor... les compare à des coups de lancette qu'on lui donnerait dans la tête ; il lui semble qu'on lui arrache les dents. Les douleurs d'oreille sont encore plus insupportables ; elles empêchent que les sons ne soient nettement perçus. L'intelligence elle-même se trouble assez souvent. L'appétit languit. L'épigastre est douloureux, et le toucher en augmente la sensibilité. L'œil larmoie du côté gauche. Les paupières, le nez, la tempe, le cuir chevelu et la bouche du même côté sont aussi plus sensibles au toucher. L'action de se moucher exaspère les douleurs, qui s'accompagnent de battemens à la tempe gauche, de fréquens épistaxis et de contractions brusques, rapides et involontaires des muscles orbiculaires des paupières de chaque côté ; contractions qui ne cessent qu'avec l'accès.

Le 25 février 1851, je pratique le cathétérisme du tympan des deux côtés, pendant un accès. Guérison instantanée et soutenue (8 mars). Le clignement des paupières, la sensibilité de l'épigastre, les épistaxis, les battemens de la tempe du côté gauche, tout a disparu à la fois. L'appétit et la gaîté sont revenus.

La nature et l'origine des douleurs éprouvées par la malade, le trajet qu'elles suivent, le siége qu'elles occupent, leurs momens de crise ne permettent pas de douter du caractère de cette affection. C'est une hémicranie du côté gauche succédant à une névralgie localisée d'abord sur toute la partie supérieure de la tête. De plus, c'est une hémicranie extrêmement douloureuse. Pour tout observateur de bonne foi, il n'y a pas plus à discuter ici le diagnostic de la maladie qu'à mettre en question les effets du cathétérisme du tympan. Les deux choses sont incontestables ; je ne m'y arrêterai donc pas. Je ferai remarquer seulement l'influence salutaire exercée par l'opération sur les troubles de l'estomac. C'est la première fois que j'appelle l'attention sur un organe aussi éloigné de l'oreille ; mais j'aurai souvent occasion d'y revenir. Cette influence est d'autant plus digne d'être notée avec soin, qu'elle s'est fait sentir d'une manière aussi immédiate et aussi rapide que dans les troubles de l'intelligence et de l'ouïe.

L'observation suivante n'est pas un cas moins remarquable, sous tous les rapports, que le fait précédent. Les troubles de l'intelligence et des fonctions digestives s'y trouvent même plus manifestement accusés. L'ouïe est intacte, mais il y a, en revanche, des hallucinations de la vue.

OBSERVATION V. — *Névralgie occipito-frontale datant de deux ans;*
— guérison instantanée.

Mlle M..., 28 ans, tempérament lymphatique nerveux, constitution
moyenne, fut prise, en février 1848, de douleurs extrêmement violentes
qui se déplaçaient du front à l'occiput, des tempes aux mâchoires de
chaque côté, aux lobules de l'oreille et aux paupières. Ces douleurs
s'accompagnaient souvent de délire, de fièvre et d'insomnie. La malade
était devenue lypémaniaque. Après avoir essayé de divers traitemens, on
en vint à lui proposer l'usage de douches froides sur la tête et l'application de vésicatoires et de cautères derrière le cou.

Mlle M..., qui ne doit qu'à ses charmes la position qu'elle s'est créée
dans un certain monde, se refusa nettement au sacrifice qu'on exigeait d'elle
pour sa guérison. Cependant, après un examen plus attentif, on cons-
tata l'existence d'accidens syphilitiques secondaires, et l'on prescrivit les
pilules de Dupuytren. Par suite, les douleurs de tête, sans disparaître
complètement, perdirent de leur intensité et le sommeil revint.

En 1850, les douleurs qui n'avaient jamais cessé d'exister, s'annoncent, sans cause appréciable, avec un nouveau degré de violence; elles
durent souvent trois jours de suite, au point d'empêcher le sommeil et
l'appétit; cessent un jour ou deux, puis reparaissent de plus belle. Les
accès débutent brusquement, sans frisson ni sentiment de chaleur. Parfois, ils s'accompagnent de larmoiement et de battemens dans les tempes.
L'ouïe est intacte, mais il y a très fréquemment des hallucinations de la
vue; la mâchoire supérieure est d'une sensibilité presque insupportable.
Toutefois, il n'y a de douleurs très aiguës que sur le front, les sourcils,
dans les cheveux et derrière les mâchoires. Ces douleurs sont lancinan-
tes; elles s'accompagnent d'un sentiment de compression sur les tempes
de chaque côté. La malade a perdu l'appétit et le sommeil; elle s'abandonne, dans l'isolement, à la plus sombre tristesse, se prenant à pleurer
sans le moindre motif de chagrin.

Opérée le 12 janvier, pendant un accès, la malade est immédiatement
guérie; elle a recouvré sa gaîté de seize ans et repris ses habitudes de
plaisir. Les hallucinations ont disparu en même temps que les douleurs
de tête; l'appétit est devenu excellent. Depuis cette guérison, il est sur-
venu deux accès de migraine en deux mois; migraine n'ayant plus le caractère des douleurs névralgiques que la malade éprouvait autrefois, et
qui a cédé à quelques instans de repos au lit.

Chez cette malade, l'origine de la névralgie coïncide avec

l'apparition d'accidens syphilitiques constitutionnels, et bien
que la cause en ait été combattue par un traitement spécifique,
la névralgie n'en persiste pas moins, peu violente d'abord, puis
s'aggravant chaque jour davantage, jusqu'à produire des accès
de mélancolie avec hallucinations de la vue, perte d'appétit et
de sommeil. Le cathétérisme du tympan seul, pratiqué une
seule fois, sans traitement additionnel, a guéri tous les phénomènes morbides que je viens de rapporter.

Je regrette de ne pouvoir joindre à cette observation de névralgie d'origine syphilitique, guérie par le cathétérisme du
tympan, l'observation, plus curiense encore, d'un jeune homme
de 28 ans, chargé d'une expédition commerciale en Amérique,
et qui fut guéri d'une affection de même nature datant de deux
mois et demi. Chez ce jeune homme, les douleurs étaient in-
cessantes, mais avec des accès d'exacerbàtion qui se produi-
saient tous les jours, vers deux ou trois heures de l'après-
midi. La violence de ces douleurs, qui occupaient toute la
moitié gauche de la face et du crâne, empêchait les mouvemens du cou. La nature de cette affection ayant été méconnue,
quoique le malade portât sur la peau les signes de la roséoole
syphilitique la plus manifeste, le sulfate de quinine lui avait
été administré depuis deux mois et demi à la dose de 60, 80
centigrammes et 1 gramme chaque jour.

J'opérai pendant un accès et la névralgie disparut instantanément.

Cette guérison fut en outre remarquable en ce que le malade
ressentit jusqu'à l'estomac le contre-coup de l'opération, et
qu'il survint un hoquet spasmodique qui persista pendant deux
ou trois minutes. Un autre point de cette guérison, non moins
important à noter, c'est que la névralgie disparut avant que la
cause qui l'avait produite, la syphilis, n'eût été traitée par le
mercure. On comprend bien, cependant, que je ne laissai pas
ce malade sans lui prescrire, le même jour, le traitement que
nécessitait son affection.

Les faits qui précèdent démontrent bien que je n'ai pas été
au-delà de la vérité, en affirmant la guérison instantanée des

névralgies de la tête par le cathétérisme du tympan ; toutefois, ces guérisons ne s'effectuent pas toujours de la même manière. Tantôt, comme dans le fait suivant, la névralgie se déplace de droite à gauche, et il faut opérer de nouveau du côté malade. D'autres fois, comme dans l'observation VII, les douleurs iront en diminuant progressivement d'intensité, jusqu'à ce qu'elles soient tout à fait éteintes ou bien qu'elles se reproduisent et nécessitent de nouveau l'opération.

OBSERVATION VI. — *Hémicranie du côté gauche déplacée par le cathérisme du tympan ; — guérison.*

Mᵐᵉ Gr..., âgée de 35 ans, d'un tempérament nerveux, vint me consulter, le 26 décembre 1850, pour des douleurs qu'elle éprouve dans la tête, depuis quatre jours et quatre nuits. Ces douleurs ne laissent pas à la malade un seul instant de repos. Le jour, elles sont assez fortes pour rendre la parole et la mastication fort pénibles ; et, la nuit, elles sont violentes à ce point, que Mᵐᵉ Gr... m'avoue qu'elle en deviendrait folle, si elles continuaient avec ce même degré d'intensité. Elles ont leur siége du côté gauche, dans la tempe, le front, les paupières, le sourcil et le cuir chevelu, dans l'oreille et sous le cou du même côté, en suivant la courbe du maxillaire inférieur.

Je pratique le cathétérisme du tympan à gauche, et la malade me quitte guérie. Le lendemain, la névralgie se reproduit, du côté droit, avec la même intensité que du côté opposé. Huit jours après, la malade est obligée, par la violence des douleurs qu'elle éprouve, de revenir me voir ; j'opère du côté droit, et, depuis, la guérison s'est maintenue.

OBSERVATION VII. — *Hémicranie du côté gauche ; — soulagement instantané ; — guérison progressive et complète, trois jours après le cathétérisme du tympan.*

M. G..., âgé de 30 ans, peintre de genre des plus distingués de Paris. Constitution délicate ; tempérament nerveux et lymphatique. M. G..., affaibli par l'étude et les secousses d'une bronchite chronique, très énergiquement traitée au début, éprouva, vers le mois de novembre 1850, une douleur fixe sur la partie gauche et supérieure du crâne, un peu en arrière ; cette douleur, que le malade compare à cette sensation que l'on ressent quand les cheveux sont tiraillés, ne tarda pas à changer de caractère ; en même temps qu'elle devint plus aiguë, elle produisit comme un sentiment de compression permanente que l'on aurait exercée sur la partie malade ; enfin surviennent des crises qui durent trois et quatre minutes, apparaissant plus particulièrement le jour, sans cause appréciable, si ce n'est que la musique, les contrariétés, un travail soutenu les provoquent. Pendant ces crises, le malade souffre comme si on lui donnait des coups de lancette dans le pariétal gauche, la tempe, le sourcil, les paupières et l'oreille du même côté ; quand elles surviennent pendant la nuit, ces crises empêchent le sommeil. Le toucher n'augmente l'intensité des douleurs que sur le cuir chevelu.

J'opère le 21 janvier, au moment d'une crise ; soulagement immédiat. Quelques heures après l'opération, M. G..., qui ne pouvait pas entendre toucher deux notes de piano sans souffrir beaucoup, passa toute sa soirée dans un spectacle-concert où l'on jouait des instrumens de cuivre de Sax. Avant la fin du spectacle, la névralgie avait reparu avec son même degré d'intensité ; néanmoins, à partir de ce moment, les douleurs diminuèrent chaque jour davantage ; et, le troisième jour, elles avaient complètement cessé.

OBSERVATION VIII. — *Névralgie de la face, se transposant de droite à gauche ; — guérison progressive par le cathétérisme du tympan pratiqué deux fois, à huit jours d'intervalle.*

M. S..., artiste peintre, âgé de 26 ans, d'un tempérament nerveux et lymphatique, d'une constitution moyenne, était déjà sujet aux gastralgies depuis plusieurs années, lorsqu'au début d'un voyage artistique en Algérie, il fut affecté d'accès de fièvre intermittente pendant quinze jours. A son retour en France, ces accès se reproduisirent encore avec plus de violence que la première fois et persistèrent pendant dix-huit mois. Ces antécédens ne furent peut-être pas étrangers à la névralgie dont je vais parler ; toujours est-il que, sans autre cause appréciable, M. S... se sentit pris, vers le milieu de juin 1849, de douleurs sourdes et continues, ayant leur siége à la tempe et à la mâchoire supérieure du côté droit. Ces douleurs cessaient quelquefois pendant le repas, pour reparaître au moment de la digestion, se déplaçant de temps à autre, pour se reporter sur toute la mâchoire supérieure ou seulement sur l'œil, la mâchoire et la tempe du côté gauche. Le caractère lancinant de ces douleurs, les battemens si pénibles de l'artère temporale du côté souffrant, poussaient le malade à des idées de suicide ; l'esprit était devenu triste, très impressionnable à toute espèce de sensations extérieures. Le toucher des parties affectées ne produisait aucun effet notable. Il n'y avait pas non plus de larmoiement, si ce n'est à de rares intervalles. Les oreilles n'étaient pas douloureuses, mais des sons un peu forts, le bruit d'une conversation, étaient insoutenables. Le malade passait des semaines entières sans sommeil, pendant la nuit, ne commençant à dormir que le matin, alors qu'il succombait à la fatigue.

J'opérai dans la première semaine de janvier 1851 ; il y eut un soulagement immédiat ; M. S... ne souffrait plus que de quelques douleurs sourdes du côté droit ; puis, au bout de trois jours, ces douleurs diminuant progressivement d'intensité, finirent par disparaître.

Cependant, huit jours après, un nouvel accès reparut ; il durait déjà depuis trois jours lorsque j'arrivai. J'opérai de nouveau au milieu du paroxysme de la douleur ; il y eut, comme la première fois, un soulagement immédiat. Enfin les douleurs diminuèrent progressivement d'intensité, et vers la fin du troisième jour, le malade se sentit guéri..... Aujourd'hui 12 mars 1851, cette guérison s'est maintenue.

Ce dernier mode de guérison ne s'applique pas seulement à l'hémicranie plus ou moins complète ; on le retrouve parfois dans les névralgies dentaires, mais on l'observe rarement. Il est bien plus fréquent de voir la douleur se dissiper sous le coup de l'opération, pour se reproduire sept ou huit heures après sous forme de *crise* de quelques heures de durée. En voici un exemple :

OBSERVATION IX. — *Névralgie dentaire, par suite de carie ; — guérison immédiate ; — crise de trois heures, huit heures après l'opération.*

M. Sal..., 28 ans ; tempérament lymphatique ; constitution assez robuste, souffrait, depuis la soirée du 4 mars, des douleurs qui l'ont empêché de dormir toute la nuit, et qui ont leur point de départ au niveau de la troisième molaire du côté gauche, à la mâchoire supérieure. La dent est très profondément attaquée par la carie. Le 5, les douleurs ont perdu de leur intensité ; mais un engourdissement assez pénible leur a succédé.

J'opère le 5 mars, à deux heures de l'après-midi. Disparition instantanée de la douleur : crise douloureuse qui a duré trois heures, huit heures après l'opération ; puis disparition durable des souffrances.

Je reviendrai, plus tard, sur cette réapparition des accidens sous forme de crise ; j'ai voulu démontrer seulement que les effets du cathétérisme du tympan n'étaient pas aussi simples qu'on aurait pu le penser de prime-abord, et qu'ils se prolongent souvent, plusieurs jours de suite, comme il est facile de le constater dans les observations VII et VIII. Immédiatement après l'opération, les malades ont été abandonnés à eux-mêmes, à leurs plaisirs, à leurs occupations de chaque jour. Aucun traitement additionnel, aucun régime n'a été prescrit ; la guérison s'est faite par l'ordre naturel des choses.

Le fait suivant paraîtra peut-être plus discutable ; le sulfate de quinine a été employé concurremment avec le cathétérisme de la membrane ; mais les douleurs étaient excessives ; le malade se tordait sur son lit ; l'opération, pratiquée une première fois, n'avait fait qu'atténuer faiblement les souffrances ; et je n'ai pas cru devoir temporiser ; du reste, les *accès étaient franchement intermittens ;* il ne m'était pas permis d'hésiter ; l'indication était aussi nette que possible.

On jugera du calme et de l'amélioration qui se sont manifestés dans l'état de ce malade, par les détails et les renseignemens qu'il m'a donnés le premier jour que je le vis, quelques minutes après l'administration du sulfate de quinine et le cathétérisme du tympan.

OBSERVATION X. — *Névralgie intermittente, traitée par le sulfate de quinine et le cathétérisme du tympan ; — guérison le troisième jour du traitement.*

M. Lorr..., brossier, âgé de 40 ans, d'une constitution robuste, d'un tempérament nervoso-sanguin, a éprouvé, vers l'âge de 18 ans, des accès de fièvre intermittente double tierce, qui ont duré quatre mois, à partir d'avril. Depuis, tous les ans, à la même époque, les accès de fièvre intermittente reparaissent, et chacun d'eux dure sept ou huit heures. Il y a quatre ans, le malade a souffert, pendant trois semaines, d'une névralgie de la tête ; mais elle était moins violente que celle d'aujourd'hui, qui date déjà de douze jours.

Cette névralgie s'annonce régulièrement, chaque jour, à huit heures du matin, par des frissons irréguliers ou un sentiment de chaleur à l'épigastre. Quelques minutes après ce début, commence la céphalalgie. Vers quatre heures du soir, l'accès est dissipé. Pendant l'intermittence, le malade n'éprouve d'autre phénomène qu'un peu de faiblesse. Au milieu de l'accès, le siége des plus vives douleurs est à la racine du nez et sur les paupières des deux côtés. Les paupières sont très sensibles au toucher. Ces douleurs sont continues pendant toute la durée de l'accès ; elles s'aggravent même d'élancemens, qui persistent, pendant une, deux et même quatre heures, au niveau des deux trous sus-orbitaires et vers la naissance du nez. Chacune de ces crises s'accompagne de larmoiement. Du côté gauche, les douleurs s'étendent au-dessous du maxillaire inférieur, en suivant la courbure de l'os. La muqueuse nasale paraît enflammée ; il y a du coryza avec perte d'appétit, faiblesse générale, mais sans fièvre ni toux ; les garderobes sont régulières.

Pratiqué à midi, au plus fort de l'accès, le cathétérisme du tympan ne produit qu'un soulagement qui dure un quart d'heure, vingt minutes ; puis le mal reparaît avec toute sa violence. Alors j'administre 20 centig. de sulfate de quinine et j'opère de nouveau. Les élancemens disparaissent, les douleurs ont diminué d'intensité ; elles sont sourdes ; l'exploration par le toucher les accroît, puis elles se dissipent du côté droit. Du côté gauche elles occupent toute la région palpébrale et sus-orbitaire, s'irradiant du milieu du sourcil vers le front et le pariétal du même côté. Une heure après je revois le malade, j'administre encore 20 centigrammes de sulfate de quinine et je pratique le cathétérisme du tympan. Guérison de l'accès (deux heures de la journée, 28 février).

Le lendemain, à trois heures du matin, malgré l'usage du sulfate de quinine, élevé à la dose de 60 centigrammes, un nouvel accès se reproduit et dure pendant cinq heures ; mais les douleurs sont très supportables et le reste du jour le malade reprend son travail.

Le surlendemain, le malade s'est encore ressenti d'un certain malaise avec quelques douleurs de tête, puis tout a disparu. A partir, de ce jour, le guérison est parfaite.

Je me souviens d'avoir expérimenté le cathétérisme du tympan dans un accès de fièvre intermittente quotidienne, survenue à la suite d'une abondante ménorrhagie. C'était chez une jeune femme chlorotique, qui avait eu autrefois, pendant six mois, des accès de fièvre intermittente tierce. La céphalalgie disparut sur-le-champ ; puis, avant que le sulfate de quinine ne fût administré, le type de la fièvre se transforma : de quotidienne qu'elle était, elle devint tierce. Je ne sais si la succussion du tympan fut pour quelque chose dans ce résultat; toujours est-il que je devais le signaler.

Quant à l'observation que j'ai détaillée précédemment, je ne la donne pas comme concluant exclusivement en faveur de l'opération, puisque la guérison a eu lieu par le concours de deux médications différentes; cependant il m'est permis de douter que l'une ou l'autre, employée seule, eût apporté un soulagement aussi immédiat et aussi marqué, tant dans l'intensité de la douleur que dans la durée de l'accès. Pour le cathétérisme du tympan, l'expérience qui en a été faite, démontre d'ailleurs qu'il était impuissant, en pareil cas, à produire une amélioration soutenue, et qu'il y avait urgence de lui adjoindre le spécifique des fièvres d'accès. On me contestera peut-être que le sulfate de quinine ait eu le temps d'agir; mais il y a longtemps que les belles recherches de M. Piorry ont prouvé la rapidité d'action de ce précieux médicament.

En dernière analyse, ce fait, que je pourrais appuyer d'observations presque identiques sur les effets du sulfate de quinine joint au cathétérisme du tympan dans les névralgies faciales, démontre : que toutes les fois qu'il s'ajoute aux accidens nerveux un principe spécial qui les domine, il faut, autant que possible, s'attaquer à ce principe et le neutraliser, pour que l'opération ait tout le succès désirable.

§ II. — DE L'ÉTENDUE DE L'INFLUENCE EXERCÉE PAR LE CATHÉTÉRISME DU TYMPAN.

Jusqu'à présent, je n'ai consigné que des faits qui témoignent de la guérison des névralgies de la tête par le cathétérisme du tympan. Ces résultats que j'ai signalés sont précis, rigoureux, et le plus souvent immédiats. J'ai négligé même, dans la crainte de nuire à leur évidence, d'insister sur des effets plus éloignés de cette opération sur divers organes. Maintenant, après avoir accumulé les preuves à l'appui de la première partie de ce travail, j'entrerai dans une nouvelle série d'expériences et d'observations.

En thèse générale, il n'est pas possible d'assigner, par avance, des limites à l'action du toucher du tympan dans les névralgies ; suivant les conditions dans lesquelles se trouvent les individus, cette action peut être assez étroitement circonscrite ou bien se répandre jusqu'à l'extrémité la plus éloignée des membres ; pour les uns, le toucher du tympan passera presque inaperçu ; pour d'autres, rendus plus impressionnables par suite de longues souffrances ou de certaines conditions idiopathiques, ce seront au contraire, des fourmillemens insupportables dans tous les membres jusqu'à la plante des pieds, et plus tard, plusieurs heures après l'opération, sept, huit, dix heures même, un malaise général, par excès de sensibilité. Les malades disent qu'ils se sentent les nerfs agacés. Leur impatience et leur humeur difficile témoignent, du reste, de la vérité de ce qu'ils disent. Si cette surexcitation générale survient pendant la nuit, elle empêche le sommeil. C'est sans doute sous l'influence de cette surexcitation qu'apparaît ce que j'ai noté dans les névralgies dentaires comme une crise.

J'appelle l'attention sur cette espèce de surexcitation. Elle indique à ne pouvoir en douter, que cette opération si simple en apparence, peut devenir sérieuse dans certaines affections ou l'élément nerveux joue le principal rôle. Peut-être aussi serait-il possible de l'utiliser pour provoquer une crise artificielle ?

Toutefois, les effets immédiats du cathétérisme du tympan sont plus ou moins étendus, je le répète, suivant l'impressionnabilité des individus.

L'observation suivante peut donner une idée de la diminution graduelle et presque insensible de ces effets au fur et à mesure que le siége de la douleur s'éloigne davantage du lieu de l'opération.

OBSERVATION XI. — *Névralgie cervico-thoracique.*

M. E. D..., 22 ans, étudiant en médecine, tempérament lymphatique et sanguin, constitution moyenne, souffrait depuis plusieurs jours de douleurs très vives qu'il attribuait à un refroidissement. Ces douleurs suivaient une ligne qui, partant de l'apophyse mastoïde du côté droit, se prolongeaient verticalement sur la partie latérale du cou, aboutissaient à l'épaule droite, puis abandonnaient brusquement le membre supérieur pour descendre jusqu'à l'hypocondre du même côté. Il y avait en même temps de la fièvre, de l'oppression et une toux des plus fréquentes et des plus douloureuses par les secousses qu'elle imprimait à la poitrine.

M. E. D... savait que j'avais soulagé par le cathétérisme du tympan, le premier jour de ma découverte, un malade du service de M. Duplay, aux Incurables (hommes), et que ce malade se trouvait dans des conditions analogues à la sienne. Aussi me priait-il de lui pratiquer la même opération. Je m'y refusai d'abord parce que, dans cette première expérience, le soulagement n'avait duré que vingt minutes et que je savais bien ne pas être plus heureux. Enfin je me rendis et j'opérai.

Les douleurs que le malade ressentait dans toute la hauteur du cou disparurent instantanément. Vers le sommet de l'épaule, il n'existait plus qu'un seul point douloureux; puis, du haut en bas du thorax, la douleur était d'autant moins vive qu'on s'éloignait moins du tympan. Vers le niveau des fausses côtes, elle n'était que très légèrement modifiée. Trois jours après, ce résultat s'était maintenu.

Un physiologiste qui commenterait ce fait n'en concluerait-il pas cette loi, que la modification du phénomène douleur est d'autant plus énergique, que le siége du mal est plus rapproché de l'oreille; en d'autres termes, que *l'influence exercée par le cathétérisme du tympan s'étend en raison directe du plus ou moins de proximité des parties douloureuses*, et suivant les différences d'impressionnabilité individuelle.

Du reste, il est rare que cette influence ne s'étende pas jusqu'à l'estomac, et par suite que les organes de la respiration n'éprouvent pas une influence salutaire de la succussion du tympan dans les affections nerveuses auxquelles ils sont si fréquemment sujets.

OBSERVATION XII. — *Sur les effets physiologiques du cathétérisme du tympan.*

M. B..., représentant du peuple, m'est adressé par un de ses collègues que j'ai guéri d'un accès de migraine. M. B..., âgé de 40 à 45 ans, d'une constitution pléthorique, d'un tempérament sanguin, est sujet, depuis l'âge de 7 ans, à des accès de migraine qui se reproduisent tous les quinze jours ou après un exercice violent, au retour de la chasse, d'un voyage sur mer, après un travail qui exige une attention soutenue, ou même par suite de la plus légère irrégularité de régime. Plusieurs personnes de la famille de M. B... sont affectées de la même maladie.

M. B... a servi dans l'artillerie de la garde nationale. *Il a remarqué que le bruit du canon lui guérissait un violent accès de migraine.*

J'opère le 7 mars, à la fin d'un accès. Chaque fois que l'extrémité du stylet arrive sur le tympan, le malade est pris d'un effort de toux convulsif avec vomissement de matières muqueuses. Je renouvelle peut-être dix fois l'opération et dix fois de suite le même phénomène se reproduit. Ces contractions spasmodiques des muscles de la respiration et de l'estomac, n'ont diminué de violence qu'à partir du moment où j'ai cessé de *toucher* la membrane pour l'effleurer avec l'extrémité de l'instrument. M. B... a éprouvé, en dernier résultat, un soulagement marqué ; mais comme il approchait du moment où ses accès se terminent d'eux-mêmes, il me fut impossible d'attribuer exclusivement à l'opération l'amélioration qu'il parut en ressentir.

Je n'ai pas d'observations spéciales à présenter comme guérison des accès de *migraine*. J'ai bien souvenir de deux ou trois cas où les malades, pris, quelques minutes avant l'opération, de nausées, d'envies de vomir et de céphalalgie, se mettaient gaîment à table pour réparer les forces dont la diète les avait momentanément privés ; mais il me serait impossible de les citer avec détails. C'est une lacune qu'il serait important de combler.

Quoi qu'il en soit, l'observation qui précède une fois connue, il devient rationnel d'en conclure à l'application du cathétérisme du tympan dans les affections spasmodiques des organes de la respiration. Dans l'asthme nerveux, la coqueluche, la grippe, etc..., on sait que cette dernière affection, qui était endémique à Paris, il y a quelques jours encore, n'est autre chose qu'une bronchite compliquée de coryza avec des accidens nerveux du côté de la gorge, des organes de la respiration, et de l'estomac. Ces derniers accidens sont, proportionnellement, beaucoup plus graves que les phénomènes inflammatoires, car au bout de trois jours il est rare que la fièvre n'ait pas cédé. Mais alors les accidens nerveux résistent et entravent, dans leur marche, la résolution des parties enflammées.

Pratiqué dans ces dernières conditions, c'est-à-dire au moment de la prédominance des phénomènes nerveux, la première période de la grippe une fois épuisée, le cathétérisme du tympan m'a constamment offert : la disparition immédiate de la céphalalgie ou de la lourdeur de tête, des picotemens de la gorge, un changement dans le timbre de la voix, qui devient plus grave et plus nette, une respiration plus facile, *heureuse* même, une amélioration marquée des douleurs que les malades ressentent à l'épigastre, la cessation presque instantanée du malaise général, puis une amélioration dans l'intensité de la toux.

Il me serait facile de multiplier ici les observations ; mais je pense que deux cas suffiront à la preuve :

OBSERVATION XIII. — *Grippe légère traitée par le cathétérisme du tympan ; — amélioration immédiate.*

M. D..., d'un tempérament nervoso-sanguin, d'une constitution robuste, est pris, à partir du 13 mars, de dégoût pour toute espèce d'alimens, de maux d'estomac presque continuels (sensation de pesanteur), de maux de tête occupant le front et les tempes ; les paupières sont lourdes et injectées. Il y a, en même temps, un peu de toux, mais sans expectoration, et quelques douleurs vers la gorge. Le mal de gorge a diminué dans la matinée du 16.

J'opère M. D... dans la soirée du 16 mars, et je constate, quelques minutes après l'opération, les changemens suivans :

Disparition immédiate de la céphalalgie.

Les paupières ont cessé d'être lourdes et injectées.

La voix a changé ; elle est plus grave et plus nette.

Il n'y a plus aucune sensation de gêne vers la gorge.

La respiration est devenue plus ample et parfaitement libre.

Les pesanteurs d'estomac ont disparu.

OBSERVATION XIV. — *Grippe d'un caractère plus grave, traitée par le cathétérisme du tympan; — amélioration immédiate.*

Mme G.,., 26 ans, d'une complexion délicate, d'un tempérament lymphatique et nerveux, est prise, le 12 janvier 1851, d'accès de toux fréquens, avec sueurs nocturnes; insomnie complète; fièvre; maux de tête; vomissemens après le repas du soir, provoqués par l'intensité de la toux; crachats écumeux. Au bout de trois jours, la fièvre disparaît; la fréquence de la toux, les crachats écumeux, les vomissemens après le repas, les douleurs que la malade ressent au creux de l'estomac et dans les hypocondres persistent. Cet état général s'est compliqué de malaise, de picotemens vers le pharynx, de sueurs constantes à l'épigastre, et d'un grand sentiment de faiblesse avec perte d'appétit; la langue est large, chargée; la soif assez vive; maux de tête incessans, occupant le front et les deux paupières supérieures, qui sont injectées. La malade se sent un peu oppressée; l'auscultation ne donne pas d'autre bruit qu'un peu de râle sibilant du côté gauche, épars dans toute la hauteur du poumon.

Les purgatifs, les opiacés, administrés en pilules, en potion, les baumes réputés stomachiques, expectorans, les tisanes adoucissantes, les pédiluves sinapisés, rien ne réussit à amener un changement notable dans la maladie.

J'opère le 1er mars, dix-neuf jours après le début des accidens que j'ai signalés; et, quelques instans après, je constate les modifications suivantes dans l'état général de Mme G... :

La céphalalgie, l'injection des paupières se sont dissipées.

Les picotemens de la gorge ont subitement disparu.

Le timbre de la voix a changé.

La toux et l'oppression ont subi une amélioration marquée.

Les maux d'estomac et les sueurs à l'épigastre n'existent plus.

Il n'y a plus de douleurs dans les hypocondres.

Le lendemain, les vomissemens après le repas ne s'étaient pas encore reproduits. La malade, qui ne dormait pas depuis dix-neuf nuits, a eu du sommeil de onze heures du soir à trois heures du matin. Mais, vers trois heures, elle s'est éveillée sous l'influence d'un malaise général qu'elle ne peut définir. Elle s'est sentie très irritable, les nerfs agacés. Après deux heures de ce malaise, la malade se décide à prendre une pilule d'opium de 0,05 centigr., et le sommeil revient.

Le lendemain, l'appétit et les forces reprennent, et la bronchite est en voie de guérison.

15 mars. L'amélioration de tous les accidens dont j'ai parlé s'est soutenue.

Je ne dirai rien des inductions physiologiques et thérapeutiques qu'il me serait possible de tirer de ces faits ; car si j'entrais dans le domaine des interprétations et des commentaires au lieu de m'en tenir à de simples indications pratiques, j'aurais presque un volume de réflexions et de probabilités à écrire.

Je continue l'exposition des cas dans lesquels le cathétérisme du tympan a produit un résultat marqué, bien que le siége de l'affection occupât une région assez éloignée de l'organe de l'ouïe.

Observation XV. — *Névralgie scapulo-humérale datant de huit mois ; — guérison instantanée par le cathétérisme du tympan.*

M. C..., cordonnier, 64 ans, tempérament sanguin, constitution robuste. — Il y a cinq ans, M. C... fut pris d'une névralgie sciatique qui dura huit mois. Cette névralgie a cédé à l'application d'un large vésicatoire sur la partie externe du genou. Depuis, sauf quelques maux de tête, M. C... ne s'est ressenti d'aucune douleur nerveuse ; mais, il y a huit mois, il lui survint, sans cause appréciable, une douleur très vive et permanente occupant la face externe du bras, depuis l'épaule jusqu'au cou, et limitée dans sa largeur à deux ou trois centimètres au plus. Le froid, le mouvement et le toucher accroissent les douleurs. Il est impossible au malade de s'habiller lui-même, de reporter le bras et l'avant-bras en arrière, ou de lever assez l'épaule pour que la main puisse atteindre à la tête. A leur début, ces douleurs étaient si pénibles, que M. C... fut obligé de cesser son travail pendant six semaines, malgré l'application de quinze sangsues et d'un large vésicatoire.

J'opère le 17 avril. Le jour, la veille et l'avant-veille de l'opération, la douleur était même si forte, que le travail était presque impossible. Quelques minutes après l'opération, les mouvemens du membre supérieur deviennent libres et faciles dans tous les sens; la douleur a disparu. La guérison se maintient (21 avril).

OBSERVATION XVI. — *Névralgie du nerf cubital; — guérison instantanée par le cathétérisme du tympan.*

M. R..., 29 ans, d'un tempérament nervoso-sanguin, d'une bonne constitution, sujet aux accès de migraine depuis son enfance. Plusieurs personnes de la famille de ce jeune homme ont la même affection.

M. R... se sent pris subitement, sans autre cause appréciable qu'un excès de fatigue, d'une douleur qui s'étend de l'aisselle droite, à partir des digitations les plus inférieures du grand dentelé, jusque sur l'articulation scapulo-humérale; à la partie interne de l'humérus, en suivant toute la longueur de cet os, puis à la partie interne et postérieure du cubitus, jusqu'aux doigts annulaire et auriculaire. Ces douleurs sont devenues assez fortes pour faire craindre à ce jeune homme, qui est ouvrier, une interruption dans ses travaux. Au bras, les souffrances n'ont jamais été bien fortes, si ce n'est pendant la nuit, au niveau du tiers inférieur du muscle biceps; mais à l'avant-bras, au poignet et à la main, sur le trajet de la ligne que j'ai décrite, les douleurs sont devenues insupportables. En même temps, les ganglions de l'aisselle se sont un peu engorgés. — On fait appliquer des cataplasmes émolliens sur cette dernière région, et l'on ordonne des frictions avec de l'eau-de-vie camphrée sur le bras, l'avant-bras et la main.

Je vois le malade quatre jours après l'apparition de ses douleurs. Les cataplasmes ont diminué l'engorgement ganglionnaire du creux de l'aisselle; le membre reste toujours douloureux.

Je pratique (2 mars) le cathétérisme du tympan du côté droit, et le malade est guéri. Il n'y a plus qu'un peu de sensibilité à la pression, au fond de l'aisselle, au niveau des ganglions engorgés (9 mars). — La guérison s'est soutenue.

Comme fait de transition aux effets obtenus sur le système nerveux des membres thoraciques aux membres abdominaux, je pourrais peut-être citer le cas d'un employé de l'administration de l'assistance publique, amputé des deux cuisses, et qui, dans un de ces momens d'atroce douleur qu'il éprouve à l'extrémité de ses moignons, dans certaines conditions atmosphériques, ressentit une amélioration immédiate de la succussion directe du tympan ; toutefois, l'opération ayant été pratiquée en mon absence et par des mains étrangères à l'art de guérir, bien que j'eusse préalablement donné les instructions nécessaires, ce fait manquerait peut-être des détails indispensables à une observation exacte, et je le passerai sous silence.

L'observation suivante démontrera suffisamment, d'ailleurs, l'extension de cette influence sur les nerfs des membres inférieurs. Cette influence ne sera pas difficile à constater, puisque la chaîne des douleurs que le cathétérisme du tympan a dissipé s'étendait de la tête à tout le reste du corps.

OBSERVATION XVII. — *Névropathie générale ; — disparition instantanée de tous les accidens.*

Madame Sen..., 32 ans, couturière, née à Clermont en Picardie, femme d'une complexion délicate, à chairs molles et pâles, d'un tempérament lymphatique.

Mme Sen... a des hémorrhoïdes depuis sept ans. Il y a trois mois qu'elle est mal réglée, et à l'époque de la menstruation, elle souffre de coliques utérines et de maux de reins ; dans l'intervalle de ses époques, elle a des fleurs blanches très abondantes ; de plus, elle est sujette à des gastralgies, à des maux de tête qui durent vingt-quatre heures, et s'accompagnent de vomissemens et de malaise général, etc. Mais depuis un mois la malade se plaint constamment d'éprouver des douleurs au creux de l'estomac et dans le ventre, comme si elle avait un feu qui la brûle. Il y a eu des coliques, des maux de cœur, du dévoiement et des vomissemens à divers intervalles ; cet état de malaise s'accompagne de perte d'appétit, de sommeil, et de lassitude générale, d'engourdissement dans tous les membres, et particulièrement au niveau du pli de l'aine.

Quelques instans avant l'opération, la malade éprouve des douleurs à la tempe du côté droit, sur le sourcil, dans les deux paupières, au fond de l'orbite et dans l'oreille du même côté ; il y a en même temps des battemens très pénibles dans l'artère temporale. A ces douleurs de tête se joint une grande pâleur de la face, un sentiment d'affaissement, des envies de vomir, des palpitations, une douleur brûlante dans le ventre et l'estomac, un engourdissement de tous les membres ; il y a eu, dans la matinée, dans la cuisse et la jambe gauches, une douleur très vive, qui suivait toute la longueur du nerf sciatique, puis cette douleur a disparu, et se trouve remplacée maintenant par une autre qui a son point de départ au pli de l'aine, et s'étend jusqu'au genou, en occupant toute la partie antérieure de la cuisse (8 mars 51).

Je pratique le cathétérisme du tympan des deux côtés, et peu d'instans après la malade se dit guérie ; mais elle éprouve jusqu'à l'extrémité des membres et dans toute la longueur, des fourmillemens insupportables ; les mains de la malade se crispent ; ces fourmillemens sont surtout pénibles dans la jambe gauche et la plante du pied du même côté.

Au bout de cinq minutes ces sensations ont disparu ;

Les douleurs de tête du côté droit ;

Celles du creux de l'estomac ;

Du ventre (sentiment de feu qui brûle, avec coliques) ;

Les envies de vomir ;

Les palpitations ;

L'engourdissement des membres ;

Les douleurs qui partent du pli de l'aine jusqu'au genou, occupant toute la partie antérieure de la cuisse.

Tout s'est instantanément dissipé ; le faciès, contracté d'abord, reprend son expression accoutumée. La malade, qui est à la diète depuis le matin, se sent l'estomac libre, dégagé ; elle dit éprouver le même bien-être qu'au sortir d'une grande maladie ; la respiration, primitivement gênée, est devenue facile, *heureuse* ; l'appétit est très vif ; repas substantiel peu d'instans après.

Le lendemain, une partie des accidens particuliers à la chlorose ont reparu ; je prescris le sous-carbonate de fer, 1 gramme chaque jour, et je lui adjoins l'huile de foie de morue, une cuillerée matin et soir, afin d'activer le rétablissement de la malade.

§ III. — Dans une lettre pleine d'esprit et d'érudition adressée à l'*Union Médicale* à la date du 22 mars, M. Bouchut affirme que la science n'a aucun progrès à faire dans la nouvelle voie qui lui est ouverte par le cathétérisme du tympan, et que cette opération n'est même pas nécessaire puisque la compression de l'anti-tragus guérit les *odontalgies* les plus douloureuses.

Ni l'une ni l'autre de ces deux assertions ne me paraissent fondées.

M. Bouchut nie le progrès, mais il est probable que la dissertation de Schelammer *De odontalgiâ tactu sananda* serait encore enfouie dans l'obscurité, si l'attention n'eût été éveillée par la guérison des névralgies de la tête par le cathétérisme du tympan. — Pour moi, j'avouerai très humblement que je ne supposais pas plus l'existence d'un travail sur cette matière, que je ne connaissais *le Remède de la reine* ou *l'Histoire du Parisien de Riolan*.

Et d'ailleurs, il resterait encore à démontrer que les effets produits par la succussion directe du tympan ne présentent pas des avantages réels sur la compression de l'anti-tragus, ce que je nie hautement. L'auteur de la lettre que j'ai citée suppose que j'exerce une compression de la membrane sur laquelle j'opère; c'est une erreur dont je me défends; je ne comprime pas, je touche, et aussi légèrement que possible; et même, dans certains cas d'odontalgies très douloureuses, il n'est pas besoin d'arriver jusqu'au tympan pour guérir. L'introduction pure et simple d'une tige rigide dans le conduit auditif externe, le frôlement si léger qu'elle détermine sur les petits poils qui en garnissent l'intérieur, suffisent pour dissiper le mal. Les odontalgies les plus violentes sont celles qui guérissent le mieux. — Il y a loin de là, comme on le voit, à a compression du tympan ou de l'anti-tragus.

Mais d'autres fois, aussi, il faut toucher fortement pour arriver à un résultat, et je crois qu'en pareille circonstance la compression de l'anti-tragus échouerait.

J'ai été conduit à pratiquer le cathétérisme du tympan par une supposition *à priori* sur le mécanisme des impressions douloureuses que transmettaient aux dents et par tout le corps, certains bruit désagréables. — Cet *à priori* était fondé, puisqu'il m'a suffi de déterminer la *contraction du tympan* pour obtenir des effets incontestables de la correspondance intime qui existe entre le système nerveux et les mouvemens de cette membrane, surexcités dans une certaine mesure. Que résulte-t-il de toutes les opérations qui se pratiquent sur le pavillon de l'oreille?... Une impression pénible, et par suite, une contraction du tympan. La compression de l'anti-tragus, une incision faite dans la conque ou au lobule, n'agit pas différemment que la cautérisation de l'hélix ou de toute autre partie du pavillon de l'oreille, quel que soit l'instrument de cette cautérisation, un clou rougi au feu, un bistouri ardent, un cautère spécial, ou l'extrémité d'une allumette chimique en ignition. Dans tous les cas le résultat sera le même. N'ai-je pas cité l'observation de ce représentant du peuple dont les accès de migraine guérissent par le bruit du canon; c'est-à-dire par une forte commotion de l'air ambiant sur le tympan.

Le choix à faire et à débattre de la pratique la plus sûre et la plus favorable aux contractions de la membrane n'est donc plus qu'une question d'une importance secondaire.

Le moyen le plus simple, le plus rapide et le moins douloureux, celui dont l'opérateur pourra dans tous les cas doser à son gré l'énergie, sera le meilleur, et à tous égards le cathétérisme du tympan par une pointe mousse me paraît un progrès. Il n'y a pas là une influence médiate, éloignée, et par cela même, toujours incertaine, mais une action directe et d'une précision mathématique. La compression de l'anti-tragus sera reléguée, j'en suis sûr, au nombre des opérations historiques rappelées par M. Bouchut. Aux vieilles pratiques de l'empirisme ont succédé des opérations rationnelles, et la science marche. Le cathétérisme du tympan deviendra d'un usage aussi fécond dans les affections nerveuses, que la saignée dans les maladies inflammatoires.

J'ai démontré par des observations successives toute l'extension que pouvaient avoir les effets de la succussion directe du tympan. La guérison des névralgies sciatiques par la cautérisation de l'hélix, n'est donc pas un fait plus extraordinaire que la disparition d'une odontalgie violente par la compression ou la cautérisation de l'anti-tragus. Sous l'impression du cautère ardent sur l'hélix, le tympan se contracte, le manche du marteau s'ébranle par suite de ses adhérences avec cette petite membrane, et la commotion se communique à la corde du tympan qui s'engage comme on le sait entre le marteau et l'enclume. Cette commotion une fois produite sur la corde du tympan, la secousse reçue par ce petit cordon nerveux se transmet de proche en proche à tout le système, et les fonctions de l'innervation se rétablissent.

Cette commotion s'accompagne parfois d'une sensation très vive, rapide comme l'éclair; les malades éprouvent comme un étourdissement subit que quelques-uns comparent à un choc électrique; s'ils cherchent à analyser leur impression, ils ont senti comme un double mouvement d'une extrême vitesse, et dont la partie touchée serait le point de départ. L'un de ces mouvemens est ascensionnnel, se communiquant dans tous les nerfs de la tête; l'autre descendant à telle ou telle partie du corps, suivant l'impressionnabilité de l'individu. D'autres fois les malades n'ont éprouvé d'autre sensation qu'un mouvement ascensionnel ou descendant dans la partie douloureuse.

Une dame à qui on avait cautérisé deux fois l'hélix, pour une névralgie sciatique, me disait avoir éprouvé, la première fois, comme un dégagement qui se serait opéré dans toute la partie postérieure de la cuisse, à partir du creux du jarret, jusqu'au niveau de la hanche ; et le lendemain, à la seconde opération, un mouvement en sens inverse, qui avait rétabli la douleur dans son siége primitif. Je suis convaincu que si le chirurgien n'eût pas pratiqué la seconde opération, la malade eût guéri.

Il n'arrive pas toujours que les sensations accusées par les malades sont aussi manifestes ; pour beaucoup de personnes, la succussion directe du tympan ne paraît produire aucun effet immédiat. — Le système nerveux n'en a pas moins subi une modification favorable au rétablissement de ses fonctions. Le mouvement salutaire qui lui a été imprimé, pour être presque insensible, n'en est pas moins certain. J'ai cité plusieurs faits qui le prouvent. Cette marche lente et progressive vers la guérison, doit être respectée. Pour peu que la douleur ait diminué, il faut savoir attendre, surtout si elle n'est pas des plus violentes. Le cas de cette dame qui fut cautérisée deux fois à l'hélix, démontre bien qu'il faut savoir temporiser.

MM. Forget et Duchenne pensent que le traitement local des névralgies par le galvanisme, les vésicatoires ou la cautérisation transcurrente, agit par une espèce de perturbation ; et partant de cette hypothèse, ces Messieurs considèrent comme ayant le plus de chances de guérison, les moyens les plus brusques, les plus douloureux et les plus violens. Mais, leur objecte M. Valleix, s'il en était ainsi, il faudrait produire, pour guérir la névralgie, une *commotion douloureuse*, et plus cette commotion serait rapide, plus on aurait de chances de succès ; or, il n'y a ni commotion perturbatrice, ni douleur, quand on opère la cautérisation transcurrente avec le chloroforme.

Ces deux opinions peuvent avoir des conséquences trop graves dans la pratique, pour ne pas être discutées.

1° Les moyens les plus violens, les plus brusques, et les plus douloureux , offrent-ils le plus de chances de succès dans le traitement des névralgies ?

2° Dans les succès obtenus, le phénomène douleur doit-il être pris en considération ?

A la première question, les guérisons obtenues par le cathétérisme du tympan répondent par la négative. — Non, les moyens les plus violens, les plus brusques et les plus douloureux, n'offrent pas le plus de chances de succès ; la succussion directe du tympan produit plutôt une sensation désagréable, qu'une douleur réelle ; de plus, ce n'est pas un procédé violent. L'erreur de la théorie que je combats provient, sans doute, de ce que ses auteurs ont fait un grand usage du galvanisme dans le traitement des névralgies.

Et en effet, à moins que l'on établisse des courans au moyen de l'électro-puncture, l'électricité ne pénètre guère au-delà des surfaces ; les notions de physique les plus élémentaires nous l'apprennent. MM. Forget et Duchenne sont donc obligés, pour aboutir à un résultat, d'élever considérablement la force de leur machine électrique, et alors que se passe-t-il?..... On détermine des contractions spasmodiques, convulsives, des parties sur lesquelles on opère, et la convulsion des muscles dissipe la névralgie ; de même que la douleur vive et déchirante qui précède le tétanos, cesse par le fait du tétanos, de même que l'épilepsie qui est le *summum* de l'acte convulsif, rend l'organisme muet à la douleur. Peut-on conclure de là, au meilleur traitement des névralgies, par des procédés analogues?....

Du reste, l'argument de M. Valleix est péremptoire, et je

partage complétement cette opinion, que le phénomène douleur n'est pas indispensable à la guérison des névralgies. Cependant, je ne puis être exclusif à ce point de refuser à MM. Forget et Duchenne, d'avoir touché la vérité de bien près, quand ils ont émis l'idée de produire une commotion dans le système nerveux pour guérir.

Oui, cette commotion, cet ébranlement du système nerveux me paraît nécessaire à la guérison des névralgies; il active l'innervation des parties malades, de quelque manière qu'on le produise; qu'il se communique directement ou indirectement, par l'influence excitatrice du vésicatoire ou de la cautérisation sur place, par l'emploi des cantharides ou de l'ammoniaque, qui ne sont que des sous-genres de la cautérisation. — Par les raies de feu dans la névralgie sciatique, dit L. S. Sanson, on doit se proposer pour but d'irriter fortement la peau, plutôt que d'y déterminer une perte de substance. — Sous le fer incandescent, les tissus frémissent, ce frémissement se transmet de proche en proche jusqu'aux couches musculaires sous-cutanées, de là à des couches plus profondes, et les fonctions du nerf malade se rétablissent par la secousse qu'il en reçoit. — La guérison de l'asthme par la cautérisation du pharynx avec l'ammoniaque, les succès obtenus dans les névralgies iléo-lombaires par la cautérisation du col uterin, n'ont pas, selon moi, d'autre mécanisme. Une contraction musculaire subite et profonde, et par suite un ébranlement imprimé aux cordons nerveux, ou l'innervation cesse, ou languit, telles me paraissent être les conditions les plus favorables à la guérison.

Et que l'on ne croie pas que ces idées reposent sur de simples conjectures; indépendamment des preuves fournies par l'électricité, l'acu-puncture et tous les excitans mécaniques du système musculaire, elle s'appuie encore sur des faits d'observation pratique.

Je connais un malade à qui la cautérisation de l'hélix fut pratiquée des deux côtés, pour guérir une névralgie frontale, et qui ne se trouva pas mieux après l'opération qu'auparavant, parce que l'on avait employé le chloroforme, et que probablement sous l'influence du sommeil anesthésique, le nerf qui préside aux contractions du tympan avait été momentanément paralysé.

A ce fait, j'ajouterai celui de la personne qui fut deux fois cautérisée à l'oreille, pour une névralgie sciatique, et qui supporta deux fois encore et inutilement l'épreuve de la cautérisation transcurrente par le fer rouge. Cette dame avait insisté pour que le sommeil par le chloroforme fut bien prononcé, et il est à penser qu'on le poussa jusqu'à la paralysie du sentiment et du mouvement, s'il n'est pas arrivé que la paralysie du mouvement ait précédé l'extinction de la sensibilité.

En résumé, sans considérer le phénomène douleur comme nécessaire à la guérison des névralgies, je suis porté à croire que le chloroforme diminue les chances de réussite de la cautérisation *loco dolenti*, ou de la cautérisation de l'oreille : il énerve la contraction des tissus que l'application du feu tend à surexciter, et par cela même neutralise les effets les plus favorables à l'innervation.

Si la conclusion que j'ai déduite des faits qui précédent est vraie, il s'ensuivra que les médicamens excitateurs du système musculaire seront efficaces dans le traitement des névralgies ; or, j'ouvre le *Traité de thérapeutique et de matière médicale* de M. Trousseau, et je lis, page 799, à propos de l'excitant par excellence du système musculaire :

« M. Rœlants emploie avec beaucoup de succès la noix vomique contre la prosopalgie, tant dans les cas où la maladie est invétérée, que dans ceux où elle est récente. Il a recueilli les histoires de vingt-neuf sujets....... et vingt-cinq ont été guéris. »

De prime abord, rien ne paraît plus invraisemblable que l'analogie d'action que j'établis entre les divers modes de guérison des névralgies, noix vomique, cautérisation, cathétérisme du tympan ; mais avec un peu de réflexion, il est facile de constater et d'expliquer cette analogie. On la retrouve jusque dans cette propriété commune au vésicatoire, au cathétérisme du tympan, etc..... de produire des effets lents et éloignés.

§ IV. — Je cesse de poursuivre ces divers rapprochemens ; j'arrive à des considérations plus immédiatement pratiques.

On a vu dans quelles conditions j'ai opéré, toutes les fois qu'il m'a été permis de déterminer à mon choix le moment de l'opération. Règle générale, il importe de toucher la membrane au moment de la plus grande intensité des douleurs. Si la douleur n'est que la manifestation d'un trouble fonctionnel dans le système nerveux, il est bien évident que cette opération, pratiquée avant ou après ne peut être qu'une expérience sans utilité sinon dangereuse. D'autre part, l'opérateur et le malade seront d'autant plus satisfaits qu'ils se trouveront dans les conditions que je prescris. La guérison en est elle-même plus solide et plus durable.

Dans tous les cas, le malade doit être prévenu de la sensation qu'il va subir afin d'éviter qu'il fuie devant l'instrument ou qu'il fasse un mouvement inconsidéré qui exposerait à la perforation du tympan ou à de plus graves désordres ; il faut l'avertir qu'il n'éprouvera pas une douleur vive ; de son côté, l'opérateur doit toujours se tenir en garde et s'attendre à tout événement. Il évitera tout danger s'il dirige assez délicatement l'extrémité mousse du stylet, de manière à ne pas craindre qu'il lui échappe des mains au moindre choc qui lui serait involontairement imprimé.

Je n'indique pas comme un obstacle à l'opération la forme si variée qu'affecte le conduit auditif externe, il suffira le plus souvent de tirailler sur le pavillon de l'oreille pour démasquer l'ouverture de ce conduit au fond de la conque et alors l'instrument ira de soi.

L'opération terminée, le malade ressent pendant quelques minutes une douleur vague, derrière l'oreille, au-dessous du lobule et dans l'intérieur de l'oreille moyenne, cette douleur s'épuise en fort peu de temps, je le répète, quand l'opération a été convenablement faite. Si la main s'est appesantie au contraire plus qu'il n'est utile, on expose assez souvent l'opéré à des sensations très désagréables de l'ouïe; à des bruits de sifflement et à des bourdonnemens insupportables. Ces bourdonnemens cèdent à un nouveau cathétérisme, si l'on y procède avec tous les ménagemens possibles.

Une disposition anatomique qui expose souvent à provoquer le petit accident que je signale, c'est une grande différence de structure entre les deux membranes d'un même sujet. Ainsi, tandis que d'un côté le tympan présente un certain degré de résistance et de tension, l'on rencontre assez fréquemment du côté opposé la membrane sèche comme du parchemin. Dans ce dernier cas, elle est aussi moins tendue, comme plissée, et parfois l'organe en est plus sensible. Savart a parlé déjà de cette dernière particularité.

Une autre cause d'erreur à éviter dans le cathétérisme du tympan, c'est de laisser s'interposer entre l'extrémité de la membrane une couche de cérumen assez épaisse ou tellement solidifiée, qu'elle paralyse en partie l'action du stylet. On conçoit aisément la conduite à tenir en pareille circonstance.

Il n'est pas indifférent, dans tous les cas, d'opérer sur un point quelconque de la surface du tympan. Le lieu d'élection que l'expérience m'a indiqué, est situé en arrière et en bas, au point où la corde du tympan pénètre dans l'oreille moyenne.

Les douleurs d'oreille ne sont pas une contre-indication au cathétérisme du tympan. L'*otalgie* n'est qu'un accident névralgique. Il disparaît tout aussi bien que les douleurs des autres parties de la face.

Cependant si, par suite d'opérations répétées, l'oreille devient plus sensible, le tympan plus impressionnable, on peut laisser deux ou trois jours d'intervalle avant d'exercer de nouveau le toucher de la membrane.

Car on peut être obligé de pratiquer le cathétérisme du tympan plusieurs fois par jour et deux et trois fois de suite, pour arriver à un résultat. Les névralgies, qui sont de date très ancienne, résistent beaucoup plus et se montrent plus fréquemment rebelles. Toutefois, je n'ai pas rencontré un seul cas que l'opération n'ait favorablement modifié dans les névralgies de la tête, et je suis porté à croire que celles qui n'ont pas guéri, dépendent d'une altération des nerfs.

L'âge adulte paraît être une condition favorable au résultat de l'opération. Il est probable que les lésions particulières à cet âge offrent aussi moins de ténacité.

Toutes choses égales d'ailleurs, plus les caractères névralgiques sont vigoureusement accusés, plus les douleurs sont vives, plus les chances sont favorables. La permanence des douleurs est encore d'un bon augure pour la guérison. Les deux ou trois cas de névralgies de la tête, que la succussion directe du tympan n'a pas dissipés depuis que j'ai commencé mes expériences, étaient remarquables par l'irrégularité de la douleur ; elle apparaissait sept ou huit fois par jour à intervalles très inégaux, et durait chaque fois une minute au plus.

Le cathétérisme du tympan n'exclut pas l'usage de médicamens qui seraient indispensables au maintien de la guérison, comme le mercure dans une névralgie syphilitique ou le sulfate de quinine dans une névralgie intermittente.

J'ai démontré par quelques faits que, dans les névralgies dentaires qui s'accompagnent d'inflammation de la gencive et de la bouche, la douleur ne disparaît pas entièrement ; il en est de même de toutes les névralgies de la tête, de la poitrine, etc. Aussi, le cathétérisme du tympan ne réussit-il que faiblement à diminuer la céphalalgie qui accompagne le coryza ; tandis que toutes les céphalalgies idiopathiques provoquées par une cause morale, un refroidissement subit ou par une attention trop longtemps soutenue, etc. ; toutes, et sans exception, disparaissent comme par enchantement. Il en est de même de la *grippe*. Il faut attendre que la période inflammatoire soit passée pour opérer. Après les trois jours de début, le cathétérisme du tympan réduira les phénomènes morbides à leur plus simple expression, en faisant disparaître les accidens nerveux. La grippe se sera transformée en bronchite simple, dont les diverses phases d'évolution seront plus ou moins rapides, suivant les individus.

Je termine. Je n'ai pas la prétention de livrer aujourd'hui un travail complet. Par les faits qui précèdent, j'ai voulu démontrer l'action du cathétérisme du tympan sur les nerfs de la sensibilité. Mais s'il est vrai, comme les belles expériences de M. Longet le prouvent, que la corde du tympan soit un nerf mixte, sensible et moteur tout à la fois, l'ébranlement de ce petit cordon nerveux devra se transmettre aussi bien aux nerfs qui président aux mouvemens de la face qu'aux nerfs de la sensibilité. Cette présomption, que le raisonnement indique, se confirmera peut-être. J'ai recueilli plusieurs observations qui me le font espérer ; cependant, comme elles sont en très petit nombre, je m'abstiendrai de les reproduire. Il faut attendre du temps et de l'expérience qu'elles acquièrent plus d'autorité.

J'ai remarqué plusieurs fois aussi, que le cathétérisme du tympan était suivi, chez certaines personnes, d'un accès de tristesse ou de gaîté inexplicable si cette opération n'avait pas une influence positive sur l'encéphale ; de plus, j'ai guéri instantanément, certains cas de névralgie accompagnée de perte absolue de la parole et de la mémoire des mots, d'autres fois de tendance au suicide, à la lypémanie. J'ai conçu de ces divers résultats les plus belles espérances des applications de la succussion directe du tympan dans certaines névroses...; ces espérances se réaliseront-elles ?....

www.ingramcontent.com/pod-product-compliance
Ingram Content Group UK Ltd.
Pitfield, Milton Keynes, MK11 3LW, UK
UKHW021617130726
13696UKWH00005B/1916